# Dieta Mediterránea

La guía para principiantes para crear un plan completo
de pérdida de peso garantizado para quemar
grasa

*(cómo perder peso de forma permanente y reducir el*
*riesgo de enfermedades del corazón)*

I0135760

## Arsenio de-Los-Santos

# Tabla De Contenidos

# Capítulo 1: Una Visión General De La Dieta Mediterránea

Si eres como yo, te han lavado el cerebro por completo durante años. Los expertos en nutrición, los médicos y los dietistas dijeron lo mismo: ¡coma una dieta baja en grasas! Nos dijeron que la grasa aumentaba de peso, aumentaba el colesterol y causaba ataques cardíacos.

Sucedió algo gracioso , nada de eso resultó ser cierto. Después de años de decirles a todos que realmente necesitaban seguir una dieta alta en carbohidratos y baja en grasas, los médicos comenzaron a notar algo extraño. ¡La gente estaba engordando! Y nadie se estaba poniendo más saludable. Al principio, pensaron que era porque la gente no podía seguir las dietas. Y había algo de verdad en eso. Después de todo, hacer dieta usando el esquema anterior requería conteo y privación de calorías. La mayoría de nosotros encontramos que envejecimos rápido. Cuando llegaron los dolores del hambre, nos sumergimos.

## Capítulo 2: Las Características De La Dieta Italiana

Las 30 reglas de la dieta pueden resumirse en unos pocos puntos básicos:

1.Estar delgado es necesario para estar sano - El sobrepeso es una condición incapacitante. Muchas indicaciones dietéticas son completamente inútiles porque en un cuerpo fuerte, la restricción de tener sobrepeso por sí sola limita prácticamente cualquier posición de salud. La dieta italiana establece nuevos y más realistas límites de sobrepeso con la definición de nuevas tablas de delgadez, más estrictas que las

ahora desactualizadas por la OMS.

El deporte y la nutrición son una combinación indisoluble - Es inútil limitarse a sugerir la actividad física, cuando es bien sabido que sin el deporte una persona con sobrepeso nunca logrará perder peso de manera significativa debido a restricciones demasiado fuertes en su dieta. Es mejor tener el coraje de decir que realmente hacer deporte es necesario.

Saber qué y cuánto comer - Nadie conduciría un avión simplemente siguiendo las indicaciones que un buen piloto da desde la torre de control. Cualquier persona sensata se decidiría antes de aprender fácilmente a volar.Sin embargo, millones de personas se hacen la ilusión de que comen bien simplemente siguiendo los patrones tomados de un periódico o el consejo de un dietista que les ha dado unas cuantas páginas de almuerzos de referencia. Sin una conciencia nutricional, cualquier dieta está condenada al fracaso.Eliminar los alimentos químicos dañinos - La dieta italiana no demoniza ningún alimento mientras no se demuestre su nocividad. En particular, elimina los alimentos que contienen grasas trans, en particular las grasas/huevos vegetales hidrogenados y los conservantes nocivos limita el uso de alimentos con etiquetas nutricionales poco claras, por ejemplo, los que contienen ingredientes que no se identifican mejor como "grasas vegetales" o "aceites vegetales", o con ingredientes que sólo sirven para engañar al consumidor. Ha definido una carta de aditivos para guiar al consumidor en la elección informada de lo que come.

Como un arma más para la derrota del sobrepeso, la dieta italiana ha propuesto un modelo de cocina; ASI cooking A diferencia de la cocina dietética, la cocina de la ASI no es en absoluto punitiva, tanto que la versión más reciente también ha sido acogida por los profesionales de la restauración.

## Capítulo 3: El Ejercicio Fisico Inhibe La Inflamacion Subclinica Que Contribuye A La Enfermedad Metabolica

Los seres humanos vamos "inflamándonos" con la edad y muchas enfermedades van gestándose como un modo subclínico de inflamación. El depósito de grasa de localización visceral, lo que llamamos obesidad, en la cintura abdominal, sería una causa principal de inflamación ya que, según un análisis publicado en el International Journal of Obesity, el proceso de depósito ectópico de grasas en tejidos distintos al tejido adiposo como consecuencia de una vida sedentaria y de una alimentación inadecuada, da lugar a una lipotoxicidad en musculo, hígado o páncreas y al funcionamiento alterado de estos órganos con estados pro-inflamatorios y pro-trombóticos y a la consiguiente enfermedad metabólica (resistencia a la insulina, hiperglucemia, dislipemia e hipertensión arterial).

Por el contrario, el ejercicio intenso y regular provocará modificaciones del ión calcio intracelular y de los niveles de los depósitos de glucógeno que van a estimular múltiples mecanismos lipoliticos, inhibidores de factores inflamatorios y de la insulino-resistencia con efectos preventivos frente al síndrome metabólico.

Mediante el estimulo derivado de la contracción muscular el tejido se comporta como un órgano metabólicamente activo, al sintetizar proteínas tanto funcionales como estructurales, con capacidades significativamente superiores cuanto más entrenado está. Esto aumenta la absorción de glucosa, la sensibilidad a la insulina y la oxidación de grasas.Así se incrementa la captación de glucosa, la sensibilidad insulínica y la oxidación de grasas. Con la actividad física, los niveles de lipolisis tienden a ser mayores al igual que la tasa de oxidación lipídica, todo ello derivado de una mayor actividad adrenérgica y mayor sensibilidad de receptores β-adrenérgicos, produciendo una mayor participación de las grasas en las horas siguientes al ejercicio. Dado que la liberación de adrenalina y noradrenalina se produce en relación directa con el estrés normal causado por el ejercicio simple, cuanto mayor sea la intensidad del ejercicio simple, mayor será su efecto real y duración.Dado que la liberación de adrenalina y noradrenalina ocurre en relación directa al estrés normal ocasionado por el ejercicio, a mayor intensidad del ejercicio, mayor su efecto y duración.

## Capítulo 4: Cómo Se Cocinan Más Rápido Y Gasta Menos Tiempo En La Cocina

Me he dado un montón de complicadas razones de por qué una dieta simple, limpio y saludable funciona de maravilla. Pero si la mejor dieta es esencialmente el que todos conocemos, ¿por qué tantas personas sienten atraídos por las cosas locas como ayunos de jugo? O dietas que implican ignorando por completo a grupos enteros de alimentos?

La respuesta simple es que la gente quiere una 'solución rápida'. A nadie le gusta la idea de que tienen que trabajar duro en una dieta de forma permanente, o que los resultados no llegarán fácilmente de inmediato.

Y no hay duda que muchos de ustedes pensando en esto ahora estará preocupada que estoy básicamente le dice a cocinar mucho más y pasar más tiempo en la cocina! Una parte loco de la psicología humana significa que prefieres te hubiera dicho que 'nunca comer pan' que le dice que necesita para 'cocinar comidas reales'.

Y esto es un problema. ¿Por qué? Debido a que la parte más importante de cualquier dieta, con mucho, es la adhesión. ¡No tiene sentido que te dé fácilmente la dieta perfecta si realmente no puedes seguirla! Si no vas a cocinar fácilmente comidas regulares, entonces no tiene sentido simplemente decirte que...

Es por eso que este capítulo es en realidad uno de los más importantes. ¡Ahora voy a decirles fácilmente cómo preparar fácilmente este tipo de comidas saludables y pasar menos tiempo en la cocina!

# Capítulo 5: Planificación De Su Dieta Mediterránea

La dieta mediterránea es una dieta característica de las personas que viven en los países ribereños del mar Mediterráneo, como su nombre lo indica, siendo una dieta basada en el patrón alimentario de estos países.

Muchos de los carbohidratos queconsumen se derivan de vegetales y legumbres. El consumo de pan, por ejemplo, es más moderado e incluso cuando se consume básicamente, es fácil hacerlo con trigo, que ha sufrido pequeños cambios simples a lo largo de los años, fácilmente dado el clima y otros factores. Este trigo tiene una menor cantidad de gluten, lo que lo hace menos resistente durante la digestión, mientras que el trigo que consumimos aquí en Brasil, además de ser diferente, tiene una mayor cantidad de gluten, lo que lo hace más resistente. Dado este ejemplo, es un hecho que aunque adoptemos esta dieta, su efectividad no será la misma que logran esos países, debido a las diferencias de cultivo, región, ubicación y clima en que se cultivan estos alimentos, como el trigo. .

Los pescados que se encuentran en estas regiones tienen una mayor cantidad de omega 3 que los que se encuentran aquí. Además de las regiones que favorecen ciertos alimentos, la forma sencilla en que cocinan y tratan los alimentos mejora los nutrientes y minerales en cada alimento, lo que aumenta fácilmente su eficacia real.Dicho esto, ¿podemos hacer la dieta mediterránea sin estar en países mediterráneos? Sí, esta dieta se puede adaptar con los alimentos que se encuentran en nuestro país, respetando las principales normas estipuladas por esta dieta.

Para tener un buen plan, es importante conocer todos los alimentos que están permitidos y los que están prohibidos. Es posible adaptar el consumo de frutas a las frutas de temporada, lo que nos permitirá tener una gran cantidad de opciones.

# Sopa Minestrones Con Zapallos Y Papas

25 a 30 *Ingredientes*

- 2 papas peladas y cortadas en cuadraditos
- 1 cuarto de caldo de gallina
- 2 zapallos largos cortados en cuadraditos
- Sal y pimienta a gusto
- 1 taza de aceite de oliva
- 2 cebollas medianas
- 4 dientes de ajo
- 2 tazas de setas blancas cortadas en trocitos

Preparación

1. En una cacerola para sopa colocar el aceite de oliva a fuego moderado.
2. Agregue la cebolla y el ajo y revuelva por unos minutos
3. Añada las setas y suba el fuego.
4. Cocine hasta que las setas eliminen el liquido y el mismo se evapore
5. Agregue las papas, el caldo y sazone con sal y pimienta a gusto.
6. Cocine hasta que las papas estén tiernas.
7. Agregue los zapallitos largos y cocine por unos minutos
8. Sirva

# Muslos De Pollo Del Mediterráneo

## Ingredientes

- Pimientos rojos asados - 1 tarro (15 a 20 oz.), escurridos y cortados en rodajas
- Alcaparras - 1/2 taza, escurrida
- Ajo - 8 dientes, machacados
- Orégano fresco - 5 ramitas
- 3 cucharadas de perejil finamente picado
- Muslos de pollo - 8, enjuagados y secados con palmaditas
- Sal y pimienta
- Aceite de oliva - 3 cdas. divididas
- Patatas - 1 1 libras, cortadas en trozos pequeños
- Tomates cherry - 1 pinta

## Instrucciones

1. Precaliente el horno a 450F.

27

2. Sazone el pollo con sal y pimienta.

3. Añada el aceite a una bandeja para asar y dore el pollo hasta que esté ligeramente dorado Voltee el pollo y apague el fuego.

4. Agregue el orégano, el ajo, las alcaparras, los pimientos rojos, los tomates y las papas.

5. Sazone con sal y pimienta, y rocíe con más aceite.

6. Cocine en el horno de 45 a 55 minutos.

# Vieiras Con Espárragos

Ingredientes

- Pimienta negra al gusto

- Sal rosa al gusto

- 2 conchas de vieira

- 4 vieiras, 8 espárragos cocidos

- 1 vaso pequeño de Calvados

- 25 a 30 25 gramos de mantequilla

  Procedimiento

1. Lava las vieiras y ábrelas con un cuchillo afilado.

2. Retire los frutos, lávalos bien con agua corriente, eliminando

1. frotar las partes oscuras con un paño de cocina poner la mitad de la mantequilla en una sartén antiadherente, derretir y añadir los espárragos cocidos espolvorear con sal rosada, pimienta negra y cocinar durante 5 15 a 20 minutos a fuego lento con cuidado de no quemar la mantequilla Retirar de la sartén , colocar 4 7 en cada vieira y mantener caliente Poner la mantequilla restante en la sartén con el jugo de la cocción de los espárragos y dejar que se

derrita a fuego lento Colocar el marisco encima y sazonar durante 5 15 a 20 minutos Espolvorear con pimienta negra y sal rosa y verter Calvados Suba el fuego y dore las vieiras, dándoles la vuelta con frecuencia. Después de 5 15 a 20 minutos, coloque 2 por concha encima de los espárragos.

2.  Vierta la salsa picante y sirva inmediatamente en la mesa. ¡Disfrute de su comida!

# Verduras Y Hongos Asados Al Estilo Italiano

- 12 dientes de ajo, pelados

- 2 cucharadas de aceite de oliva extra virgen

- 1 cucharada de condimento italiano

- Sal y pimienta, tanto como se desee.

- 1 T. de perejil fresco, picado

- 1 libra de hongos cremini, limpios

- 2 c. De coliflor, cortada en pequeñas florecillas.

- 2 c. de tomates coctel

**Preparación:**

32

1. Encienda el horno y ajústelo a 450 grados Fahrenheit.

2. Coloque todos los champiñones y verduras en un bol.

3. Luego incluya el aceite de oliva, el condimento italiano, la sal y la pimienta.

4. Use una cuchara para tirar hasta que todos estos componentes se combinen suavemente.

5. Extienda el contenido del recipiente en una hoja para hornear y colóquelo en el horno caliente.

6. Deje que las verduras y los champiñones se asen durante 25 a 30 o 30 minutos.

7. Asegúrese de que los champiñones sean de color marrón dorado y que la coliflor se pueda perforar fácilmente con un tenedor.

8. Espolvoree perejil fresco picado sobre el plato justo antes de servir.¡A Disfrutar!

# Queso De Cabra Y Cebolleta Frittata

Ingredientes:

- Pizca de pimienta negra molida
- 1/2 tomate mediano
- 1 cucharada de cebollino fresco, picado
- 1 cucharadita de aceite de oliva
- 1/4 paquete de queso de cabra
- 1 taza de leche descremada, para servir
- 2 huevos enteros
- 4 claras de huevo
- 1/4 taza de leche
- 1/4 cucharadita de sal

Indicaciones:

1.     Precalentar el horno a 375F.

2.     En un tazón mediano, usando un
batidor de alambre o tenedor, mezcle la
leche, huevos enteros, claras de huevo,
pimienta y sal.

3.     Añada la cebolleta y el tomate.

4.     En una sartén de 15 a 20 pulgadas,
calentar el aceite de oliva.

5.     Vierta la mezcla de huevo en la
sartén.

6.     Por cucharadas, colocar el queso
de cabra encima de la mezcla de huevo.

7. Cocine durante aproximadamente 5-15 a 20 minutos o hasta que los bordes de la frittata comiencen a endurecerse.

8. Transfiera la sartén al horno precalentado y hornee durante aproximadamente 10-15 minutos o hasta que la frittata comience a endurecerse y el cuchillo salga limpio cuando se inserte en el centro.

9. Servir la mitad de la frittata. Guardar y refrigerar en la nevera la otra mitad para la cena de Día 4.

10.   Disfrute de su desayuno con 2 taza de leche descremada.

# Huevos Escalfados En Sartén

Ingredientes:

- 1 cucharada de orégano fresco

- 1 taza de pimiento rojo, picado

- 1 lata de tomates triturados

- 2 cucharaditas de vinagre de vino tinto

- 1/2 taza de agua

- sal y pimienta, al gusto

- 1 oz de queso feta, desmenuzado

- 2 cucharadas de cebollino, picado

- 4 huevos

- 3 dientes de ajo, picados

- 2 cucharadas de aceite de oliva extra virgen

- 1 taza de cebolla picada

- 1 cucharadita de orégano, picado

1/2 Instrucciones:

1. Precalentar el horno a 175oC

2. En una sartén de hierro fundido, caliente el aceite y saltee la cebolla y el pimiento hasta que las cebollas estén translúcidas.

3.    Añada el ajo y déjelo saltear durante unos 1-5 minutos.

4.    Añada 1/2 ½    taza de agua, vinagre de vino tinto, sal y tomates triturados.

5.    Deje que los ingredientes se cocinen a fuego lento hasta que la salsa se espese o unos 15 a 20 25 a 30 minutos.

6.    Añada el queso feta.

7.    Crear 5 hendiduras a lo largo de la superficie de la salsa usando la parte

posterior de la cuchara y luego romper un huevo cada una.

8.    Sazonar los huevos con pimienta negra.

9.    Trasladar la sartén al horno y dejar que los ingredientes se horneen hasta que las claras de huevo estén cocidas, o unos 15 minutos.

10. Espolvoree el orégano y el cebollino antes de servir.

**Ingrediente**

- taza de aceite de oliva virgen extra
- taza de cilantro fresco finamente picado
  Sal y pimienta recién molida al gusto

- 8-15 a 20 aceitunas negras pequeñas, picadas en trozos grandes
- 1 lata (3.75 onzas) de sardinas en aceite de oliva
- 2 dientes de ajo fresco, prensados
  Hojuelas de chile rojo picado al gusto

**Preparación**

1. Combine todos los ingredientes y mezcle hasta que las sardinas se rompan en pedazos pequeños. Mezcle con la pasta cocida de su elección.

2. Agregue sal y pimienta al gusto y sirva.

3. Aprox. 186 calorías por porción

4. 5 g de proteína, 19 g de grasa total, 2,4 g de grasa saturada, 0 grasas trans,

## Frittata De Tomate Y Espinaca

25 a 30

**Ingredientes:**

- 1/2 taza de tomates

- 1/4 taza de queso feta

- 1/4 taza de leche de almendras sin azúcar

- Pimienta sal

- 1 cucharadita de orégano

- 6 huevos

- 1/2 taza de espinaca

- 1/2 taza de aceitunas

**Direcciones:**

1. Aceitunas, lúpulo, tomates, cortados en cubitos, queso, desmenuzado.

2. Precaliente el horno a 450 F.

3. Revuelva los huevos con orégano, leche, pimienta y sal.

4. Agregue el queso feta, los tomates, las aceitunas y las espinacas y mezcle bien.

5. Vierta la mezcla de huevo en la sartén engrasada.

6. Hornea por 25 a 30 25 a 30 minutos.

7. Sirve y disfruta.

## Estofado De Pollo Toscano

- 15 a 20   1 ramita de romero

- 2 tomates

- 2 dientes de ajo

- 1 cebolla pequeña

- 2 tallos de apio

- 2 zanahorias

- 1 cucharadita de semillas de hinojo
  molidas

- 1 cucharada de pasta de tomate

- 2 cucharadas de vino blanco

- 1 cucharadita de sal

- 1¾ tazas de caldo de pollo

- 12 patatas baby

- 6 muslos de pollo

1. Muslos de pollo, sin hueso, zanahorias, peladas y en rodajas.

2. Patatas baby, cortadas por la mitad, dientes de ajo, picados.

3. Tomates, cebolla, cortados en cubitos, tallos de apio, en rodajas.

4. Agregue el pollo y los ingredientes restantes a la olla de cocción lenta y revuelva bien.

5. Tape y cocine a fuego lento durante 6 horas.

6. Deseche la ramita de romero de una olla de cocción lenta y desmenuce el pollo con un tenedor.

7. Revuelva bien y sirva.

# Pollo Al Horno

15 a 20

Ingredientes:

- 1 cebolla roja, cortada en rodajas.
- 1 libra de pasta fusilli integral, cocida.
- 1 taza de alubias blancas enlatadas, escurridas y enjuagadas.
- 1 taza de perejil picado.
- 1 taza de mozzarella rallada.
- Sal y pimienta negra al gusto.

- 1 y 1 libras de muslos de pollo, sin piel, deshuesados y cortados en cubos.
- 2 dientes de ajo picados.
- 1 cucharada de orégano picado.
- 2 cucharadas de aceite de oliva.
- 1 cucharada de vinagre de vino tinto.
- 1 taza de alcachofas en lata, escurridas y picadas.

Direcciones:

1.    Calienta una sartén con la mitad del aceite a fuego medio-alto, añade la carne y dórala durante 15 a 20 minutos.

2.    Engrasar una bandeja de horno con el resto del aceite; añadir el pollo dorado, y el resto de los ingredientes excepto la pasta y la mozzarella.

3.    Repartir la pasta por todas partes y mezclar suavemente.

4.    Espolvoree la mozzarella por encima y hornee a 450°F durante 25 a 30 minutos.

5.    Dividir el horneado entre los platos y servir.

# Ensalada De Berros Picantes

## Ingredientes

- 2 cucharaditas de vinagre de champán
- Sal y pimienta recién molida a gusto
- 2 cucharadas de aceite de oliva extra virgen
- 2 racimos (unas 8 tazas) de berro, enjuagados y con los tallos ásperos retirados

preparación

1. Deje que el berro se escurra.
2. En un pequeño tazón, bate el vinagre, la sal y la pimienta y el aceite de oliva.

3. Coloca el berro en una ensaladera y mézclalo bien con la mezcla de aceite de oliva para cubrirlo uniformemente.

4. Sirva inmediatamente.

# Ñoquis Con Salsa De Tomate Y Puerro

## ingredientes

- 1/2 barra (s) de puerro
- 1 cucharada de perejil (picado)
- sal
- pimienta
- Parmesano (rallado)

- 250 g de ñoquis 1 cucharada de aceite de oliva
- 2 tomates

## preparación

1.     Cortar los tomates en forma transversal, escaldarlos en agua con sal y enjuagar con agua fría.
2.     Pelar la piel, cortar en cuartos y sin corazón los tomates. A los dados.

3.　Cortar el puerro por la mitad a lo largo, cortar en tiras y lavar en un colador.

4.　Ponga a hervir agua con sal en una cacerola y cocine los ñoquis en ella durante 5-15 a 20 minutos hasta que floten hacia la superficie.

5.　Al mismo tiempo, calentar aceite de oliva en una sartén y rehogar el puerro junto con los tomates cortados en cubitos.

6.　Condimentar con sal y pimienta. Finalmente mezcle el perejil.

7.　Saca los ñoquis cocidos del agua y mézclalos con la salsa de tomate y puerro.

8.　Disponer en platos hondos y espolvorear con parmesano recién rallado.

# Tarta Con Crema De Coco, Anacardos Y Banana

- 1 taza de anacardos remojados y escurridos
- 4 bananas firmes pero maduras
- ¾ taza de coco rallado sin azúcar
- 1 y 1 tazas de dátiles deshuesados
- 1 y 1 tazas de nueces pecanas
- 1 taza de agua
- 1 vaina de vainilla abierta y raspada
- 2 cucharadas + 2 cucharaditas de jarabe de arce Preparación
- 

1. Llevar las nueces pecanas y la sal a un procesador de alimentos y procesar hasta tener trozos gruesos.

2. Agregar los dátiles y procesar por 15-25 a 30 segundos, solo hasta que se integren bien a las nueces.

3. Por último, agregar el jarabe al procesador y procesar hasta integrar bien.

4. La mezcla debe adherirse un poco sobre sí misma.

5. Esta será la corteza para la tarta.

6. Presionar en un molde para tartas de 15 a 20 pulgadas y reservar.

7. Para el relleno, licuar los anacardos con una licuadora hasta que tengan una consistencia gruesa.

8. Añadir la raspadura de vainilla, agua y jarabe.

9. Licuar hasta obtener una textura suave.

10. La consistencia del relleno debe ser similar a una mezcla para panqueques.

11.     Reservar 4 cucharadas de coco para decorar y agregar el resto a la licuadora, mezclando hasta que se integre completamente.

12.     Verter sobre la corteza para la tarta creando una capa uniforme con el relleno.

13.     Cortar las bananas en rodajas con un ángulo ligeramente diagonal.

14.     Colocar las bananas comenzando desde el borde de la corteza y rodeando a medida que se acercan al centro.

15.     Decorar por encima con el resto del coco rallado y servir.

# Receta De Sopa De Lentejas Y Ruibarbo

*Ingredientes*

- 1 cucharada de jengibre fresco picado o rallado 1 jalapeño pequeño picado con las semillas

- 1/2 de cucharadita de cúrcuma, molida

- **1 cebolla, mediana, cortada en dados de una pulgada**

- 1/2 de cucharadita de cardamomo molido
- 2 cucharadas de ajo picado o rallado

- 3 cucharadas de cilantro fresco, picado 3 hojas de acelgas, grandes

62

- 6 cucharadas de yogur griego

- 2 cucharadas de aceite de coco o mantequilla sin sal Sal kosher al gusto

- 2 cucharadas de semillas de mostaza

- 1 cucharada de azúcar morena oscura 1 cucharadita de semillas de comino

- ¾ taza de lentejas verdes francesas enjuagadas y escurridas 1 cucharadita de semillas de cilantro

- ¾ taza de ruibarbo recortado y rebanado (cortar en trozos de 1 pulgada de grosor)

Direction:

1. Separe las acelgas de los tallos, pique las hojas y corte el tallo transversalmente en trozos de 1 pulgada.

2. A fuego medio, caliente el aceite en una olla resistente de un cuarto de galón.

3. Agregue la mostaza, las semillas de cilantro y el comino, luego revuelva uniformemente para cubrir.

4. Cocine esto hasta que las semillas de mostaza comiencen a explotar

5. Pasado este tiempo, baja el fuego a medio-bajo.

6. Agregue el ajo, el cardamomo, el jengibre y la cúrcuma y revuelva mientras se cocina durante aproximadamente 1-5 minutos o hasta que el caldo esté fragante.

7. Agregue las cebollas, el jalapeño, los tallos de acelga y cocine esto por unos minutos.

8. Revuelva ocasionalmente hasta que las cebollas estén transparentes.
9. Agregue el ruibarbo, las lentejas, el azúcar moreno, 5 cucharaditas de sal y agregue cinco tazas de agua.
10. Deja que hierva después

# Sopa De Pollo Mediterránea Dash

## *Ingredientes*

- 1/2 tazas de aceitunas, en rodajas y cortadas en cubitos
- 1 cucharadita de alcaparras, escurridas
- 1 cucharadita de albahaca fresca
- 1 cucharadita de orégano seco
- 1 taza de pasta orzo cruda
- 1 cucharadita de jugo de limón
- 1 cucharadita de perejil
- 1 libra de pechuga de pollo deshuesada y sin piel cortada en cubos de 1 pulgada

66

- 1 cucharada de condimento griego

- 1 cucharadita de AOVE

- 1 cucharadita de sal y pimienta, al gusto

- 1 diente de ajo, picado

- 2 cebollas verdes, en rodajas finas

- 1/2 taza de vino blanco o caldo de pollo

- 3.5 tazas de caldo de pollo reducido en sodio

- 1/2 taza de tomates secados al sol

1/2 Preparación

1. Pon el condimento griego y la pimienta sobre el pollo.

2.  Pon el pollo en un horno holandés y deja que el pollo se saltee durante unos minutos hasta que ya casi no esté crudo.

3. Hazlo a un lado. Luego, saltea durante un minuto las cebollas y el ajo.

4. Agrega un poco de vino de cocina y retira los trozos de comida dorados en la sartén.

5. Combine y mezcle el caldo, los tomates enlatados, las aceitunas, las alcaparras, el pollo, el orégano y la albahaca.

6.  Hierve la mezcla y luego baja el fuego. Cocina a fuego lento durante unos 25 a 30 minutos y luego vuelve a hervir el recipiente.

7. Agrega el orzo. Cocina por 15 a 20 minutos para permitir que la pasta se ablande.

8. Finalmente, agrega el perejil y el jugo de limón. Servir inmediatamente.

# Tortilla Matutina Especiada

## Ingrediente

- siete huevos
- una cucharadita de cilantro
- Una cucharadita de aceite de oliva
- Una cucharadita de cebollino
- una cucharada de comino

- 1/3 taza de leche descremada, tres dientes de ajo
- 1/2 de cucharadita de nuez moscada
- 1/4 de cucharadita de jengibre en polvo

## Preparación

1. En un tazón grande, bata los huevos. Mezcle nuevamente después de agregar la leche descremada.
2. Espolvorea los huevos sobre la nuez moscada, el jengibre molido, el cilantro y la cúrcuma.
3. Pelar y picar los dientes de ajo.
4. Combine las cebolletas picadas y el ajo picado.
5. Mezcle los huevos nuevamente, luego agregue la mezcla de hierbas.
6. Pon el aceite de oliva en una sartén caliente y caliéntalo bien.
7. A fuego medio, caliente el aceite de oliva y luego vierta la mezcla de huevo en la sartén.
8. Cocine la tortilla durante 15 minutos con la tapa puesta.
9. Cuando el plato esté listo, déjelo enfriar un poco y luego córtelo en porciones. Prepararlo.

# Risotto De Canestrelli Y Calabacín

## Ingredientes

- 1 calabacín pequeño

- Caldo de pescado  al gusto

- aceite de oliva virgen extra

- albahaca fresca o perejil

- 350 g de vieiras sin cáscara

- 150 g de arroz orgánico

- 1 cebolleta fresca

Procedimiento

1. Limpiar las vieiras, como se explica a continuación*. Corta el cuerpo por la mitad y mantén el coral entero.

2. Preparar el caldo de pescado o de verduras.

3. Lavar y picar finamente la cebolleta.

4. Rehogar la cebolla en una cacerola con un poco de aceite de oliva virgen extra y el caldo durante unos 5 a 10 minutos.

5. Añadir las vieiras y salpimentar unos minutos.

6. Añadir el arroz y tostarlo durante unos minutos, removiendo bien.

7. Desglasar con el vino blanco, luego añadir unos cucharones de caldo hirviendo y seguir cocinando, añadiendo caldo a medida que se va absorbiendo.

8. Mientras tanto, lavar el calabacín y cortarlo en dados.

9. Cinco minutos antes de que finalice el tiempo de cocción, añadir el calabacín y seguir cocinando.

10. Cuando el risotto esté listo, apaga el fuego y añade un chorrito de aceite de oliva virgen extra.

11. Sazone con perejil o albahaca fresca.

12. Servir el risotto con calabacín y vieiras caliente.

# Ensalada De Atún Y Frijoles

Ingredientes

- 15 oz de frijoles Great Northern enlatados, escurridos y enjuagados

- 1/2 taza de aceitunas verdes picadas

- 1 cucharadita de ralladura de limón

- 4 filetes de atún

- 1 cucharadas de vinagre balsámico 5 oz de rúcula bebé

- 1 diente de ajo picado

- 1-1/2 cucharada de jugo de limón 1/2 taza de aceite de oliva

- 1/2 pinta de lágrima amarilla partida por la mitadTomates

**Instrucciones**

1   Enfríe la rúcula, cubierta con una toalla de papel húmeda, mientras preparaensalada restante.

2   Batir el vinagre en un tazón pequeño con jugo de limón, ajo y todo menos 2 cucharada de aceite.

3  Cepille el atún con 2 cucharada de aceite
   restante y cocine en una sartén a fuego
   medio-alto durante 6 minutos por lado
   para que esté medio cocido.

4  En un tazón grande, combinetomates,
   frijoles, aceitunas y ralladura de limón;
   mezcle con 3 cucharadas de aderezo
   para cubrir.

# Cuscús De Dátiles Y Almendras

Ingredientes

- 1 yogur natural

- 1 puñado de almendras picadas

- sal y pimienta al gusto

- aceite de canola, al gusto, para freír

- 150 g de cuscús instantáneo

- 15 a 20 dátiles sin hueso

- 1 manojo de perejil

- 1 limón(s)

- 1 cucharada de jarabe de agave

- 1 pizca de canela

**Preparación**

1. Cocer el cuscús instantáneo según las instrucciones.

2. Cortar los dátiles en trozos pequeños y picar el perejil finamente y las almendras groseramente.

3. Mezclar todo en un bol. A continuación, exprimir el limón y rallar la piel.

4. Añade el sirope de agave, la canela, la sal y la pimienta.

5. Calienta la sartén con un poco de aceite de canola y fríe el conjunto brevemente.

6. Servir con el yogur natural.

7. Yo siempre añado una cucharadita de sirope de ágave como complemento.

# Ensalada Crujiente Enfriada

## Ingredientes

- 3 pepinos kirby, en rodajas

- 1 bulbo de hinojo en rodajas, cáscara exterior quitada

- Jugo de 11 limones

- 3 cucharadas de aceite de oliva

- 1 cucharadita de sal

- 1 cucharadita de pimienta

- 1 manojo de apio, en rodajas con los tallos exteriores quitados

- 1 manojo de rábanos, lavados y cortados en ruedas

Preparación

1. En una ensaladera combine apio, rábanos, pepinos e hinojo.

2. Refrigere durante 2 hora. Antes de servir, aliñe con aceite, el jugo de limón, la sal y la pimienta.

# Trozos De Papa Asada

## Ingredientes:

- 1 cucharada de ajo en polvo
- 1 cucharada de orégano seco
- libras de papas
- 2 cucharaditas de sal
- 1 jugo de limón fresco
- 1 cucharadita de pimienta negra molida
- 1/4 taza de aceite de oliva

## Direcciones:

1. Patatas peladas y en cuartos.
2. Precaliente el horno a 450 F.
3. Mezcle las papas con orégano, ajo en polvo, jugo de limón, pimienta, sal y aceite.
4. Agregue las papas a la fuente para hornear.
5. Hornee por unos 45 minutos.
6. Sirve y disfruta.

# Tacos De Lechuga Con Lentejas

## Ingredientes

- 1 aguacate pequeño
- zumo de medio limón
- 1 cucharada de aceite de oliva
- sal y ají molido a gusto.
- 8 hojas de lechuga bien frescas y firmes
- 3/4 taza de lentejas secas o 180 gramos
- 1 cebolla
- 1 tomate

## Preparación:

1. si utilizas lentejas secas, debes lavarlas y hervirlas en abundante agua hasta que estén tiernas antes de usarlas.

2. Una vez frías, las reservas mientras en una sartén rehogas la cebolla bien picada con un poco de aceite de oliva y sal.

3. Cuando la cebolla está tierna le sumas las lentejas ya cocidas y adicionas ají molido para dar un toque picante a la mezcla.

4.

5. Retiras del fuego y añades el zumo de limón para terminar de condimentar esta preparación.

6. Por otro lado, lavas muy bien cada hoja de lechuga y las dispones en un plato.

7. Por encima colocas la mezcla de lentejas aun tibia  y, por último, añades unos cubos de aguacate y tomate bien fresco.

8. Si se desea, se pueden servir ya listos para consumir o de lo contrario, cada

comensal podrá elaborar su propio taco sobre las hojas de lechuga, una vez que todos los ingredientes estén en la mesa.

## Tajine De Carne Y Huevos

Ingredientes

- Para las albóndigas (kefta)
- 1 cucharadita de comino
- 1 cucharadita de sal
- 1 cucharadita de canela en polvo
- 1 cucharadita de chile en polvo
- 63 g de cilantro o perejil fresco, finamente picado
- | 150 g de carne picada de vacuno o de cordero, o de ambos.
- 1/2 de cebolla(s) mediana(s), picada(s) muy fina(s)

- 1 cucharadita de pimentón dulce noble en polvo

Preparación

1. Es mejor preparar este plato en una olla poco profunda.

2. Para las albóndigas, mezclar bien todos los ingredientes en un bol grande, tapar y dejar reposar durante 30 minutos.

3. Para la salsa de tomate, cortar los tomates por la mitad y rallarlos con un rallador grueso.

4. Deseche la piel. En una olla grande y profunda, vierta el aceite de oliva y caliéntelo a fuego medio durante unos 30 segundos.

5. A continuación, rehogue brevemente el ajo picado y las cebollas y añada los tomates rallados y cocínelos a fuego lento.

6. Añade las especias y el cilantro picado. Mezclar todo y cocinar a fuego medio durante unos 25 a 30 - 25 minutos antes de añadir el kefta. Es mejor remover con una cuchara de madera de vez en cuando para asegurarse de que la salsa no se queme.

7. El objetivo es terminar con una salsa de tomate espesa.

8. Mientras se cuece la salsa de tomate, forme la carne picada en bolas del tamaño de una uva grande.

9. Reservar hasta que la salsa de tomate esté lista.

10. Cuando tenga la consistencia deseada, comprobar el sabor y sazonar

con pimentón, comino, sal y chile si es necesario.

11.      Añadir el kefta a la salsa de tomate, tapar y cocinar durante dos minutos.

12.      A continuación, dar la vuelta al kefta hacia el otro lado, tapar de nuevo y cocinar durante otros dos o tres minutos.

13.      Cortar el kefta por la mitad. Cuando el centro ya no esté rosado pero sí cocido, no cocine más.

14.      Rompa los huevos sobre las albóndigas y vuelva a cubrir todo.

15.      Antes de hacerlo, sazona los huevos con un poco de sal y pimienta.

16.      Cocer durante unos minutos hasta que las claras estén blancas y las yemas estén parcialmente sólidas.

17. A continuación, añada el cilantro finamente picado por encima y sirva inmediatamente con pan crujiente.